GUILHERME MACHADO

IDEIAS
PARA FUTURAMENTE VOCÊ NÃO FICAR NO PASSADO

CARO LEITOR,
Queremos saber sua opinião
sobre nossos livros. Após
a leitura, curta-nos no
facebook/editoragentebr,
siga-nos no Twitter
@EditoraGente e
visite-nos no site
www.editoragente.com.br.

Cadastre-se e contribua com
sugestões, críticas ou elogios.
Boa leitura!

GUILHERME MACHADO
FUNDADOR DO INSTITUTO QUEBRE AS REGRAS

IDEIAS
PARA FUTURAMENTE VOCÊ NÃO FICAR NO PASSADO

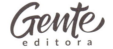

Diretora
Rosely Boschini
Editora Assistente
Franciane Batagin Ribeiro
Controle de Produção
Fábio Esteves
Projeto gráfico
Instituto Quebre as Regras
Diagramação
Jonathan Ahnert França
Revisão
Kamilla Caroline Ramos Ribeiro
Mariane Genaro
Capa
Vanessa Lima
Impressão
Gráfica Rettec

Copyright © 2019 by Guilherme Machado Todos os direitos desta edição são reservados à Editora Gente. Rua Wisard, 305 — sala 53 São Paulo, SP — CEP 05434-080 Telefone: (11) 3670-2500 Site: www.editoragente. com.br E-mail: gente@editoragente. com.br

Dados Internacionais de Catalogação na Publicação (CIP)
Angélica Ilacqua CRB-8/7057

Machado, Guilherme
Ideias para futuramente você não ficar no passado / Guilherme
Machado. – São Paulo : Editora Gente, 2019.
208 p.

ISBN 978-85-452-0373-5

1. Sucesso 2. Mensagens 3. Reflexões 4. Profissão - Sucesso I. Título

19-1959   CDD 158.1

Índices para catálogo sistemático:
1. Sucesso - Mensagens

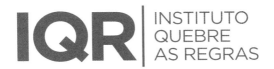

A Única Escola de
Empreendedorismo do Mercado
Imobiliário na América Latina

SUMÁRIO

Introdução 8
A essência de tudo 11
O sucesso consolidado em um tempo
  que não espera 29
Antíteses que, se compreendidas,
  resultam em sucesso 41
Sobre as ações e não ações 53
Sobre vitórias e derrotas 65
Os males que causam o insucesso 77
Crueldades que precisam ser ditas 87

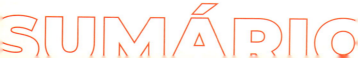

SUMÁRIO

Para não ficar para trás em um
mundo que evolui diariamente...............107

A preciosidade dos olhos do novo.................125

Coisas óbvias que não
são tão óbvias assim 135

O preço do valor x O valor do preço 147

Negações positivas 157

Dicionário Quebre as Regras 167

Propague a sua essência
Quebre as Regras..181

Agradecimentos..204

INTRODUÇ

Para expressar a essência Quebre as Regras, que vai muito além de frases ou capítulos em um livro regrado, decidi registrar os insights que tivemos ao longo do tempo com uma linguagem poética e que provocará em você as mais diversas sensações.

Nós, do mundo Quebre as Regras somos mais que o sentido e falamos o que o senso comum não quer ouvir. Aqui, você não vai encontrar frases feitas para serem compreendidas de imediato porque nós provocamos a reflexão e desafiamos o consciente e o inconsciente.

Viemos para provar que desorganizar os pensamentos é a melhor forma de organizar novas ideias e olhar o mundo sob uma perspectiva diferente. Os assuntos não precisam ser expostos como sempre foram, a interpretação pode se tornar cada vez mais subjetiva quando provém de mentes que aprenderam a pensar com a sua unicidade e é isto que nós queremos: instigar a sua interpretação mais humana e única.

Para você que está na Matrix QR, este livro será a insanidade mais sã que você jamais imaginou mergulhar. Propósito, sentimento, princípios e missão alocados em capítulos curtos, mas gigantes em questionamentos.

Não leia apenas com os olhos. Estimule o conhecimento da sua alma lendo com a sua essência Quebre as Regras para que, assim, evolua e transforme não apenas a si mesmo, mas também o mercado em que atua, o mundo à sua volta e, principalmente, que consiga impactar cada vez mais vidas.

O que você fará depois de lê-lo é você que decide.

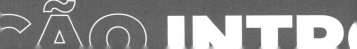

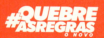

A essência de tudo

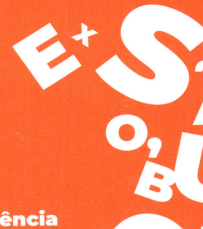
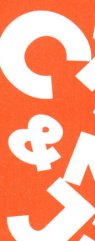

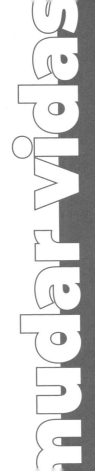

Preocupe-se em mudar vidas.
Só vender é muito pouco!

O seu sonho é importante para a evolução do mundo. Não o perca para o

senso comum!

QUEM FAZ O QUE **AMA** NÃO VÊ AQUILO COMO SACRIFÍCIO OU OBRIGAÇÃO, **E SIM COMO PRAZER.**

As pessoas são bem mais do que dizem e demonstram ser. **Veja o invisível**

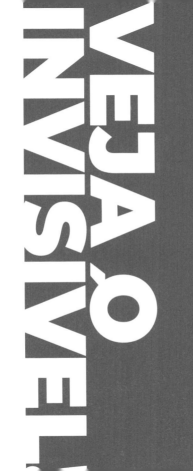

Tudo o que é feito com alma,

prospera.

Tudo o que é feito com amor,

floresce.

E tudo o que é feito com entusiasmo,

flui bem melhor.

AS PESSOAS SEMPRE SERÃO MAIS IMPORTANTES DO QUE QUALQUER PRODUTO/SERVIÇO.

Não é sobre dinheiro e fama,
é sobre sonhos, conquistas,
realizações. É principalmente sobre

MUDAR
O MUNDO

Se suas atitudes sempre provierem do **seu interior**, nenhuma palavra externa extera de sombras alheias vai parar você.

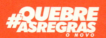

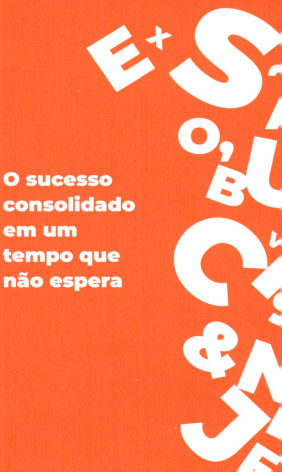

O sucesso consolidado em um tempo que não espera

Não espere o seu **presente ser passado** para perceber o quanto ele é

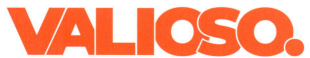

O sucesso do **passado** não garante o sucesso do **presente** muito menos o do **futuro**.

VEJA OS ERROS DO
PASSADO

COMO UM
ENSINAMENTO PARA
SUA EVOLUÇÃO DO
FUTURO.

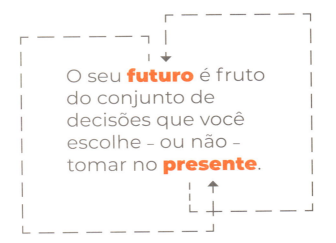

O seu **futuro** é fruto do conjunto de decisões que você escolhe – ou não – tomar no **presente**.

Faça do **presente**

a sua melhor memória 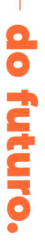 do futuro.

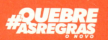

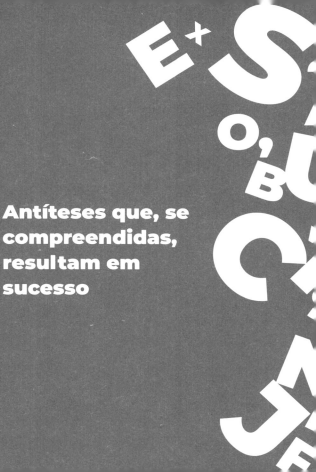

Antíteses que, se compreendidas, resultam em sucesso

Quem tem medo do

RIDÍCULO

jamais encontra o

EXTRAORDINÁRIO.

Quem tem **medo** de

PERDER
PERDER
PERDER
PERDER
PERDER

não
GANHA
GANHA
GANHA
GANHA
GANHA

Por mais forte seja, sem uma **mente sábia** que você seja, Você se torna fraco.

Quebre as Regras para

construir sucesso.

Somos o que somos hoje por conta das nossas escolhas

CERTAS

e também das ERRADAS.

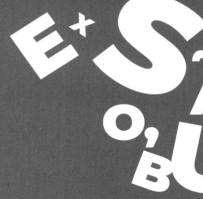
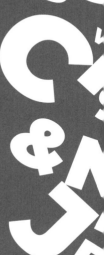

Sobre as ações e não ações

Não escolher nada
é uma escolha.

Se o resultado da sua falta de atitude for o fracasso, não coloque a culpa no outro, no tempo ou na **CRISE**.

Foi **VOCÊ** quem escolheu

não fazer nada.

MANIFESTE O
BEM MANIFESTE
MANIFESTE O
BEM MANIFESTE

Quando o mal se manifestar,

MANIFESTE O **BEM** DE FORMA ATIVA TAMBÉM.

Saia da **cadeira do julgamento** e...

Vá para a **caminhada** da ação.

Saber o que

NÃO
FAZER

é tão importante quanto saber

O QUE FAZER.

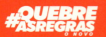

Sobre vitórias e derrotas

Entrar em campo sem preparo é dar a **vitória** para o adversário!

DERROTA faz parte do processo. Nunca a veja como resultado!

NÃO É O LUGAR QUE VOCÊ ESTÁ QUE FAZ DE VOCÊ UM VENCEDOR,

SÃO AS SUAS ATITUDES E AS SUAS ESCOLHAS.

As
DERROTAS

não são o fim, e sim o começo
de um novo ciclo que agora
você fará mais consciente.

74

Não tenha medo do fracasso porque, ainda assim, é melhor a **derrota** do que a dúvida de não saber o que você poderia conquistar se tivesse dado certo.

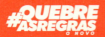

Os males que causam o insucesso

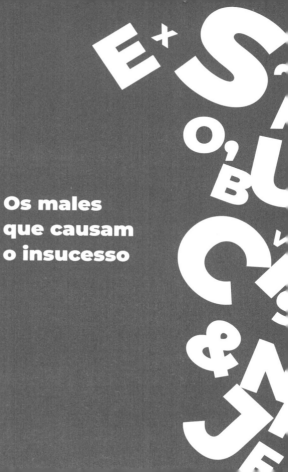

O mau de saber muito **é achar que sabe tudo**.

O mau de ter bons resultados

é achar que não precisa **melhorá-los.**

O mau de ter sucesso

é achar que já está consolidado.

O MAU DE SER O MELHOR

É ACHAR QUE NINGUÉM PODE TE ALCANÇAR.

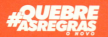

Crueldades que precisam ser ditas

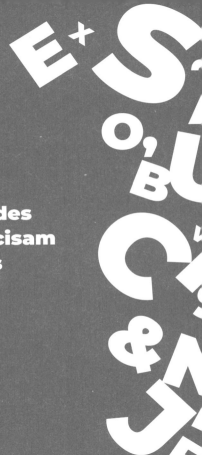

Quando você faz algo incrível, o mérito é seu. Quando você fracassa, o mérito **também é seu.**

Nem tudo o que é bom **serve** para você.

Sempre vai haver uma pessoa disposta a fazer o que você **não faz.**

Quando faz tudo, você acaba não fazendo **nada.**

Melhor do que chegar no topo é saber que chegou lá com as **suas próprias pernas** e não fazendo outras pessoas de escada.

Talento não é o **suficiente** para obter sucesso!

A grama do vizinho parece mais verde porque **você não cuida da sua e não dá valor para ela.**

Não dependa tanto dos outros. Suba o máximo de degraus que conseguir com as suas **próprias pernas.**

O mundo não vai esperar que você pare de **procrastinar.**

A vida passa e, quando você vê, já foi!

Se você não tentar **evoluir,** ficará para trás!

Quem vive de desculpa

não conquista os objetivos de verdade!

Enquanto você relaxa por achar que está na frente, os que

estão atrás ultrapassam você.

Quem quer permanecer no escuro, não consegue suportar a luz que reflete de dentro para fora de **pessoas brilhantes.**

O ganho só é ganho quando é merecido. Tirando sorteios, o resto **é perda de caráter.**

Conhecimento

só é poder se você souber como fazer o uso dele.

Não adianta nada ter ideias excelentes se elas não forem colocadas em **prática.**

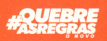

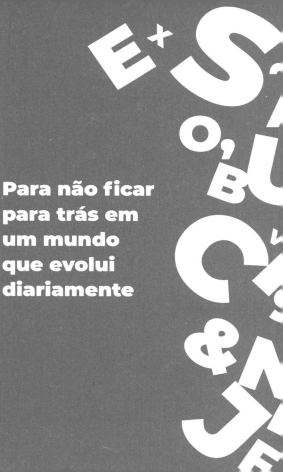

Para não ficar para trás em um mundo que evolui diariamente

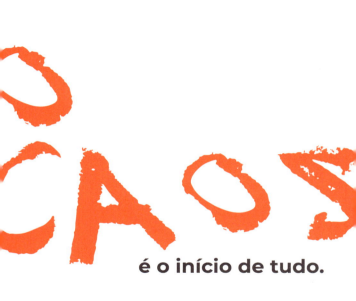

O CAOS é o início de tudo.

Se você não quer ser substituído por uma máq

uina,

não seja como ela.

Perigoso não é arriscar

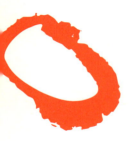
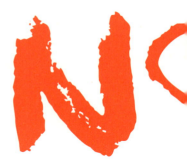

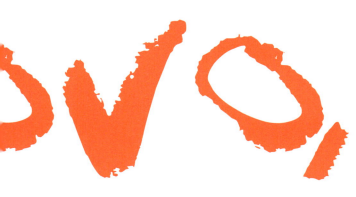

mas permanecer no velho e ficar para trás.

Quem só vive
do que sabe
não conquista
coisas novas e

MAIO
NUN

ORES
CA!

Às vezes só melhorar não é o suficiente. É preciso

RUPTURA!

O **novo** só torna-se claro e vem à tona quando você

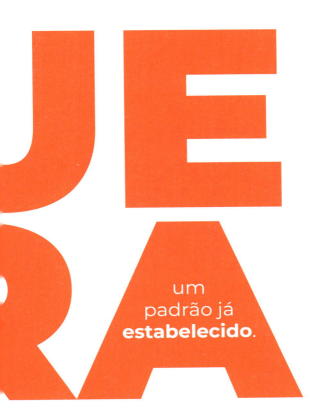

MANTER-SE NO TOPO NÃO TEM A VER COM POSIÇÃO ESTÁTICA,

TEM A VER COM EVOLUÇÃO CONSTANTE.

122

Correr riscos é fundamental para quem quer se destacar em um mundo que só evolui. **Porque, do contrário, você é só mais um.**

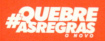

A preciosidade dos olhos do novo

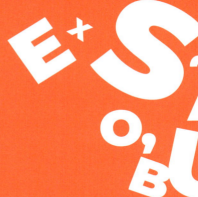
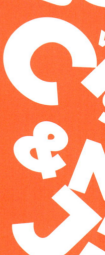

Uma coisa que parece comum pode ser a ponte para uma nova descoberta ou uma nova criação se você olhar sob uma **perspectiva diferente.**

SE VOCÊ É ÁGUIA, NÃO TENHA MEDO DE CONQUISTAR COISAS GRANDES

SÓ PORQUE QUEM VOA BAIXO NÃO VÊ O MESMO HORIZONTE DE OPORTUNIDADES QUE VOCÊ.

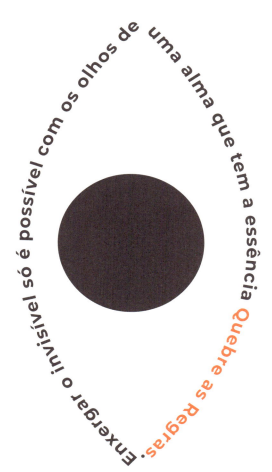

Enxergar o invisível só é possível com os olhos de uma alma que tem a essência *Quebre as Regras*.

A **SENSIBILIDADE** DE ENXERGAR O QUE OLHOS COMUNS NÃO CONSEGUEM VER

DÁ
OPORTUNIDADES
A VOCÊ DE CHEGAR AONDE
NINGUÉM CHEGOU.

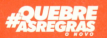

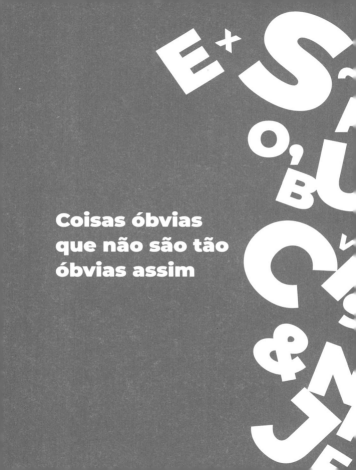

Coisas óbvias que não são tão óbvias assim

Você só sabe o que o seu cliente diz. **O que ele não diz, você não sabe**.

NÃO PENSE PEQUENO

SÓ PORQUE VOCÊ INICIOU COM POUCO (OU NADA).

A CAMINHADA COMEÇA COM O PRIMEIRO PASSO!

TER CONHECIMENTO DO QUE VOCÊ QUER ANTES DE TER POSSE SOBRE ELE É FUNDAMENTAL.

TEM PODER QUEM CONTROLA. **E QUEM CONTROLA É** VOCÊ.

O MAL-ENTENDIDO É O QUE CAUSA A MAIOR DISTÂNCIA ENTRE AS PESSOAS.

SEJA CLARO NO QUE DIZ!

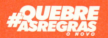

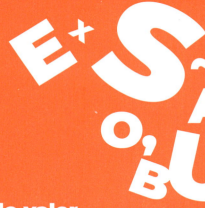
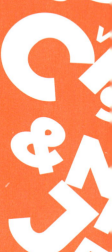

O preço do valor
x
O valor do preço

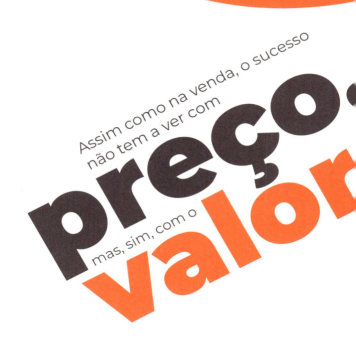

Assim como na venda, o sucesso não tem a ver com **preço**, mas, sim, com o **valor**

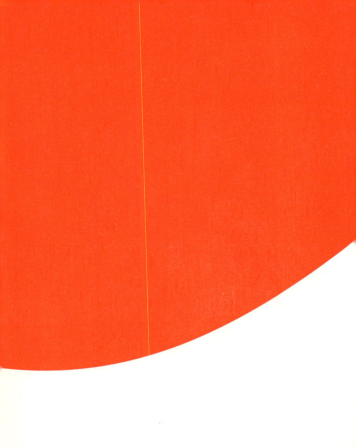

Não viva só para gerar lucro para você. **TENHA VALOR** que SOME para as pessoas!

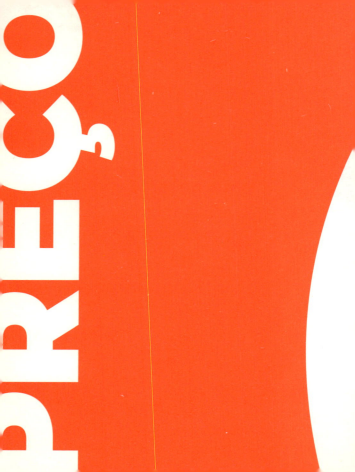

Preço não está ligado ao produto ou serviço que você vende, mas, sim, a quanto o seu cliente

CONFIA

em que você vai resolver o problema dele.

A sua vida é valiosa demais para ter **preço**. Dê **valor** a ela.

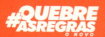

Negações positivas

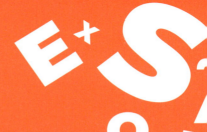
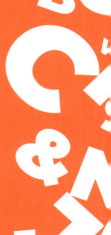

NÃO é sorte,
NÃO é milagre,
NÃO é mágica.
É vontade de ser
mais e melhor!

Se você **NÃO** refletir,
NÃO vai progredir.

NÃO faça algo pensando no retorno. Faça pensando no impacto positivo que vai gerar para alguém. O retorno é consequência.

Quando **NÃO** funcionar mais, **NÃO** tente melhorar. MUDE!

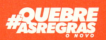

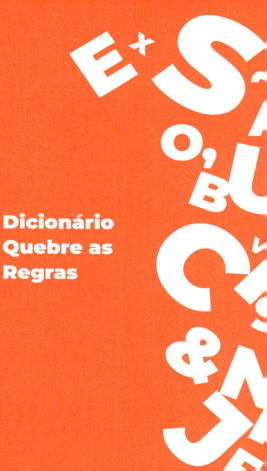

**Dicionário
Quebre as
Regras**

Quebre as Regras

Ao contrário do que muitos pensam, quebrar as regras não é simplesmente ser diferente. Quebrar as regras é fazer mais do que esperam de você. É você surpreender naquilo que o cliente **NÃO ESPERA**.

Fazer um bom atendimento não é quebrar as regras, é obrigação. Fazer um excelente atendimento também não é quebrar as regras, é explorar o máximo da sua capacidade. Entregar o que o cliente não espera, isso é ser Quebre as Regras.

O que queremos dizer com isso é que, se o cliente pede uma cerveja gelada e você entrega uma cerveja estupidamente gelada, você não está surpreendendo, está sendo excelente. Mas se entregar uma cerveja estupidamente gelada e um copo personalizado com o nome dele, isso é quebrar as regras.

Ser um excelente profissional faz com que você seja, no máximo, a melhor opção na sua profissão. Fazer mais do que isso é o que possibilitará a você ser o único no mercado!

Quebre as Regras!

Força laranja

A força laranja é o que define o nosso foco em busca do **SUCESSO DO CLIENTE.**

Nós temos uma fórmula para isso:
EXPERIÊNCIA INCRÍVEL + RESULTADO POSITIVO =
SUCESSO DO CLIENTE

E sabe por que o sucesso é a soma desses dois elementos? Porque não adianta você ser diferenciado e fazer o cliente ter uma experiência incrível durante seu atendimento se como resultado ele não obtiver o problema dele solucionado. Da mesma maneira, solucionar o problema dele sem uma experiência incrível não significa sucesso.

A **FORÇA LARANJA** surgiu a partir da essência Quebre as Regras e busca, com o foco na pessoa, entregar sempre mais e melhor.

Com ela, nós não vamos buscar apenas uma boa experiência para o cliente, muito menos somente solucionar o problema dele. Nós, a **TRIBO QR,** vamos sempre buscar o **SUCESSO DO CLIENTE** que é a soma da experiência incrível e do resultado positivo. Nada menos que isso nos interessa.

Essa é a nossa **FORÇA LARANJA!**

Foco na pessoa

O foco dos profissionais QR é a pessoa e não o produto. Sabe por quê?

Porque, além de você estar lidando com emoções, as pessoas são o centro de tudo no Universo. São as emoções que constroem a nossa memória e são as memórias que constroem a nossa realidade.

Você vai focar em algo que sempre será a coisa mais importante do mundo: as pessoas.

Produtos se modificam, perdem o valor, deixam de ser úteis. Alguns serviços perdem a sua função para a tecnologia e se tornam desnecessários para a Nova Economia.

Pessoas não. Pessoas evoluem, mudam, mas continuam sendo pessoas.

Ajustando esse foco, você vai ter uma carreira próspera, eterna e, principalmente, vai sentir uma gratidão imensa por mudar várias vidas para melhor!
Preocupe-se com o seu cliente e atenda com **ALMA**.

Vender é muito pouco. **MUDE VIDAS!**

Desaprender

Você precisa se permitir ter um olhar sem julgamentos para aceitar o **NOVO**. Por isso precisa desaprender.

O nosso cérebro tem a mania de pegar coisas do passado como referência quando estamos aprendendo algo novo, e isso atrapalha o "reinventar" pelo receio causado ao se deparar com coisas diferentes.

Fazer essas reportações para entender as mudanças e transformações faz com que a gente caminhe para o senso comum.

Se você acrescentar o novo no velho vai ser melhoria de processo e o **NOVO** não é melhoria de processo, é **DISRUPÇÃO.**

Você precisa MORRER e nascer de novo, como se estivesse aprendendo tudo do zero. Só assim o senso comum não vai atrapalhar você de sair da zona de conforto.

Só assim você vai reinventar a sua mente e enxergar com os olhos do **NOVO!**

Caos

O caos faz parte da história da humanidade e, também, do mercado. Ele representa a morte para nascer algo novo, a transformação e a mudança. Por isso, em sua carreira, você precisa se antecipar a ele para não correr o risco de ficar para trás quando alguém criá-lo. Crie o caos VOCÊ MESMO!

O mundo evolui rápido e caos acontecem para que ele se reinvente constantemente.

É por isso que nós estamos reinventando esse mercado com um novo modelo. Este é o nosso **CAOS**: a transformação, a **MUDANÇA!**

Focar as pessoas, quebrar as regras e o princípio da força laranja fazem com que profissionais que continuam com o modelo da Velha Economia fiquem para trás com grande risco de a sua carreira morrer.

Não dá mais para permanecer vivo parado em um mercado que está mudando e trazendo grandes transformações. É por isso que a nossa **TRIBO** está sempre vários passos à frente do que está por vir.

E isso nos dá a segurança de que não vamos morrer no **CAOS** de ninguém, sabe por quê?

Porque **NÓS SOMOS O CAOS!**

Seja o ÚNICO e não o melhor

Sendo o melhor você não consegue fazer o mundo enxergar verdadeiramente a SUA habilidade e alma. Dessa forma, o mundo não vai saber verdadeiramente como SÓ VOCÊ pode ajudá-lo.

O que eu quero dizer é que, sendo o melhor, você continua comparável; não ter a sua essência própria no que você faz te sujeita a ser apenas uma das opções e não a única.

Já parou para pensar que na internet tem todo o tipo de conteúdo e existem pessoas dedicadas e que se empenham para serem incríveis em toda carreira? Ser o melhor não é mais o suficiente!

Você precisa saber como fazer as coisas com um olhar só seu. Enxergar com os olhos do NOVO sob a perspectiva Quebre as Regras com uma essência só sua.

Nós somos únicos. Se não existem pessoas com as mesmas digitais e cérebros iguais nesse mundo, não se limite a ser apenas o melhor.

Use sua unicidade e conquiste a tranquilidade de ser a única opção para os clientes e para o mercado. Use sua alma Quebre as Regras alinhada à sua essência única e veja que é possível ser insubstituível!

Vai QR

Nós valorizamos as pequenas e grandes conquistas e, além disso, sabemos reconhecer uma boa ideia, uma atitude grandiosa e um bom trabalho.

Um **VAI QR** para a gente representa muito bem essa valorização e reconhecimento.

Por trás de um **VAI QR** existe admiração, a força laranja, o quebrar as regras e também a gratidão.

Cada vez que você fala "**VAI QR**" para alguém, é toda essa energia positiva de reconhecimento que você transmite para ela.

Reconheça sua equipe, seus colegas de trabalho e até o quanto você é bom.

Nós também reconhecemos que você é FODA. Você é QR!

Você **TEM O PODER** de mudar esse mercado, os seus resultados, a sua vida e o MUNDO junto com a gente!

VAI QR!

NOSSO PROPÓSITO, NOSSA MISSÃO E NOSSA VISÃO

PROPÓSITO

Criar o caos no mercado imobiliário ao promover um atendimento humano que, de fato, impacte de forma positiva a vida das pessoas, tornando-se um exemplo mundial da transformação desse mercado.

MISSÃO

Ser gente que ajuda gente.

VISÃO

Ser uma comunidade a qual todos tenham orgulho de chamarem de sua.

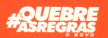

Propague a sua essência Quebre as Regras

Frases para você cortar e entregar para alguém

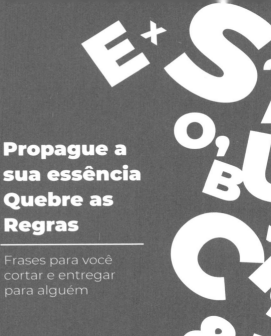

Se suas atitudes sempre provierem do **seu interior**, nenhuma palavra externa de sombras alheias vai parar você.

O seu **futuro** é fruto do conjunto de decisões que você escolhe – ou não – tomar no **presente**.

Por mais forte que você seja, sem uma **mente sábia** você se torna fraco.

#QUEBRE #ASREGRAS O NOVO

Às vezes só melhorar não é o suficiente. É preciso

RUPTURA!

TEM PODER QUEM CONTROLA. **E QUEM CONTROLA É** VOCÊ.

#QUEBRE
#ASREGRAS
O NOVO

Assim como na venda, o sucesso não tem a ver com **preço**, mas, sim, com o valor

#QUEBRE #ASREGRAS
O NOVO

Não espere o seu **presente**
ser passado para perceber
o quanto ele é

VALIOSO.

AS PESSOAS
SEMPRE SERÃO
MAIS IMPORTANTES
DO QUE QUALQUER
PRODUTO/SERVIÇO.

A sua vida é valiosa demais para ter **preço**. Dê **valor** a ela.

A grama do vizinho parece mais verde porque **você não cuida da sua e não dá valor para ela.**

Quando **NÃO** funcionar mais, **NÃO** tente melhorar, MUDE!

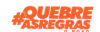

AGRADE

Não poderia deixar de agradecer primeiramente a você, que se permitiu conhecer algo diferente de tudo o que já viu com a metodologia Quebre as Regras, questionando suas verdades a partir desse livro e se desafiando a sair do senso comum. É com ações como a sua que avançamos na transformação do mercado e do mundo.

Sou grato também ao TIME QR por tornar tudo isso possível com o mesmo amor e propósito que eu. Um agradecimento especial à Kamilla Ribeiro, ao Fernando Júnior e ao Jonathan França que trabalharam diretamente na construção deste livro.

A minha família, amigos e a todos que, de certa maneira, compartilharam comigo um pouco da sua bagagem. Acredito que toda troca é essencial para a construção do nosso conhecimento. Portanto, gratidão por todos

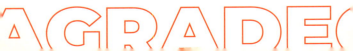

os insights que surgirão a partir das suas histórias únicas de vida. A diversidade é o que nos possibilita ver o mundo por várias perspectivas. Por essa razão, tudo isso só foi possível por conta dessas conexões.

Por fim, agradeço também as regras criadas pelo senso comum. Não queria que existissem, mas já que ainda permeiam a sociedade, preciso reconhecer que são elas que me estimulam a quebrá-las apenas por existirem, assim como estimularam a origem do propósito que move os meus pés diariamente.

FIQUE CONECTADO AO MUNDO QUEBRE AS REGRAS!

Acesse:

📘	@GuilhermeMachadoOficial
📷	@institutoqr
📷	@guilhermemachadooficial
▶️	guilhermemachadoquebreasregras

📞 027 2142-0520	🟢 027 9 9262-8322

Guilherme Machado

O maior influenciador do mercado imobiliário da América Latina.

Com mais de vinte anos de mercado imobiliário, hoje considerado a maior autoridade em fazer profissionais e empresas do mercado imobiliário a saírem do anonimato para se tornarem líderes em seus segmentos.

Com uma metodologia própria, coloca "alma" nos serviços e produtos, construindo uma alta percepção de valor e fazendo com que as empresas e os profissionais tornem-se a única opção do cliente, e não apenas a mais bem paga.

Além de ser escritor best-seller ranking da *Veja*, está à frente do maior instituto educacional privado (Instituto Quebre as Regras) com mais de 10 mil alunos impactados.

Também possui o maior canal de vendas do Brasil no YouTube. E já impactou mais de 10 milhões de profissionais com seu conteúdo on-line.

Guilherme também é organizador de um dos maiores eventos do mercado imobiliário do Brasil, além de ser criador do Prêmio Nacional Quebre as Regras, que é reconhecido como o Oscar do Mercado Imobiliário brasileiro, pela alta relevância que proporcionou aos ganhadores.

Este livro foi impresso pela Gráfica Rettec em papel pólen bold 70g em setembro de 2019.